Marie josé Guirao

Reiki Japonais

Marie josé Guirao

Reiki Japonais

L'énergétique

Éditions Vie

Impressum / Mentions légales
Bibliografische Information der Deutschen Nationalbibliothek: Die Deutsche Nationalbibliothek verzeichnet diese Publikation in der Deutschen Nationalbibliografie; detaillierte bibliografische Daten sind im Internet über http://dnb.d-nb.de abrufbar.
Alle in diesem Buch genannten Marken und Produktnamen unterliegen warenzeichen-, marken- oder patentrechtlichem Schutz bzw. sind Warenzeichen oder eingetragene Warenzeichen der jeweiligen Inhaber. Die Wiedergabe von Marken, Produktnamen, Gebrauchsnamen, Handelsnamen, Warenbezeichnungen u.s.w. in diesem Werk berechtigt auch ohne besondere Kennzeichnung nicht zu der Annahme, dass solche Namen im Sinne der Warenzeichen- und Markenschutzgesetzgebung als frei zu betrachten wären und daher von jedermann benutzt werden dürften.

Information bibliographique publiée par la Deutsche Nationalbibliothek: La Deutsche Nationalbibliothek inscrit cette publication à la Deutsche Nationalbibliografie; des données bibliographiques détaillées sont disponibles sur internet à l'adresse http://dnb.d-nb.de.
Toutes marques et noms de produits mentionnés dans ce livre demeurent sous la protection des marques, des marques déposées et des brevets, et sont des marques ou des marques déposées de leurs détenteurs respectifs. L'utilisation des marques, noms de produits, noms communs, noms commerciaux, descriptions de produits, etc, même sans qu'ils soient mentionnés de façon particulière dans ce livre ne signifie en aucune façon que ces noms peuvent être utilisés sans restriction à l'égard de la législation pour la protection des marques et des marques déposées et pourraient donc être utilisés par quiconque.

Coverbild / Photo de couverture: www.ingimage.com

Verlag / Editeur:
Éditions Vie
ist ein Imprint der / est une marque déposée de
OmniScriptum GmbH & Co. KG
Heinrich-Böcking-Str. 6-8, 66121 Saarbrücken, Deutschland / Allemagne
Email: info@editions-vie.com

Herstellung: siehe letzte Seite /
Impression: voir la dernière page
ISBN: 978-3-639-78349-0

Reiki Japonais

C'est L'Art Traditionnel Japonais du bien-être

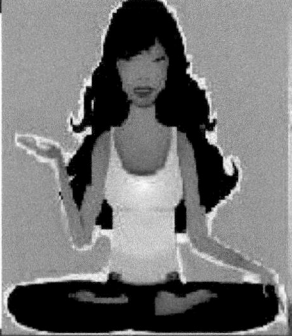

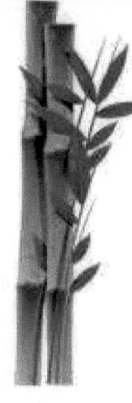
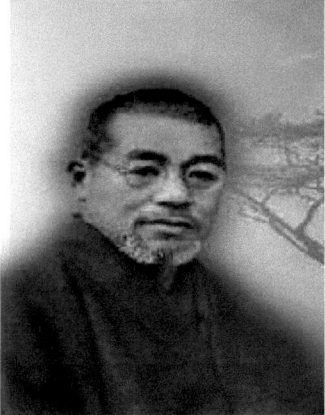
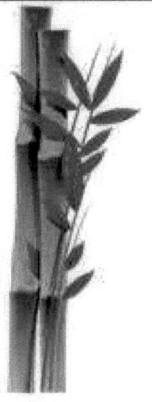

Alinea Maryjo

About the author Qui suis-je?

ALINEA MARYJO

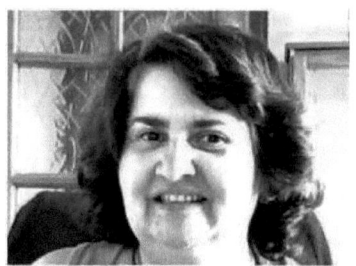

Bonjour, Je suis master/ teacher Reiki traditionnel (usui) depuis 2005, à Nîmes où j'ai déjà formé des élèves jusqu'au niveau 3 de master/ teacher

Je vois le Reiki de façon et d'une approche magnétique,

énergétique que je trouve saine et simple, juste les chakras et le nettoyage d'aura, et quelques TJR

(Techniques Japonaises de Reiki ce sont les exercices)....

2) Dédicace

Je dédicace ce livre à mon compagnon Joël ainsi qu'à mes enfants : Christelle, Kévin et Julie

Pour leur patience et leur bienveillance.

Et bien sûr à tous mes élèves de Reiki pour leurs encouragements.

REIKI JAPONAIS - L'historique

La méthode appelée Reiki fut mise au point au Japon par son fondateur Mikao Usui (1865-1926)

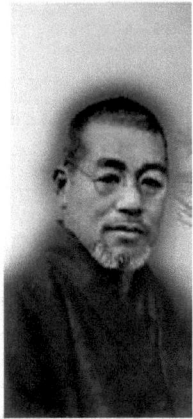

Le terme « reiki » existe dans le shingon où on évoque lors des méditations le fait d'absorber l'énergie « le ki de l'univers ».

Le terme ne sera utilisé par Mikao Usui qu'à partir de 1924.
Sur la tombe de Mikao Usui, ce sont les termes "reiki" et "reihô" (voie spirituelle) qui apparaissent exclusivement.

La syllabe « rei » désigne l'esprit.
 La syllabe « ki » est issue du chinois « qi » (prononcer « tchi »), qui désigne l'énergie universelle.

Bien qu'il existe aujourd'hui différentes manière d'appréhender et de présenter le reiki et l'énergie intérieure, Selon la plupart de ses élèves, l'un des buts du reiki est de soulager, d'ordonner les énergies internes, d'apporter un calme mental, une paix intérieure et un bien-être en général.

Il se fonde sur le concept du Taoïsme chinois *Ch'i* ainsi que celui du Zen et des Arts martiaux japonais *ki*, « énergie universelle de vie »

(L'équivalent du *Ch'i* chinois et du Ki japonais et le *prâna* dans la philosophie indienne),
Le « souffle vital » qui circule partout dans la Nature,
 notamment dans le corps, permettant son fonctionnement et reliant les êtres entre eux.

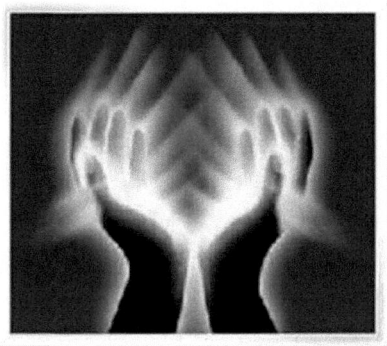

4) Sphères d'énergie

1 er exercice

Sphère d'énergie
Exercice :
Créer la Sphère d'énergie

1)Frottez vos deux mains l'une contre l'autre pendant quelques secondes

2-) vos deux mains sont jointes, laissez former un creux dans les paumes de mains, et vos bouts de doigts se touchent puis légèrement s'éloignent ils sont reliés par un fil énergétique

3-) Puis vous éloignez légèrement et rapprochez vos mains l'une de l'autre à environ un ou deux centimètres de distance. Encore pareil deux ou trois fois = et voila il se forme une sphère énergétique dans le creux de vos paumes de mains................

Certains associent le reiki à l'activation des 7 chakras qui est une conception issue du tantrayana et du yoga traditionnel indien.

- Activation des 7 chakras
- Équilibrage énergétique des chakras

Dans nos chakras sont les sources de nos qualités intérieures
Le mot sanskrit "chakra" signifie roue.

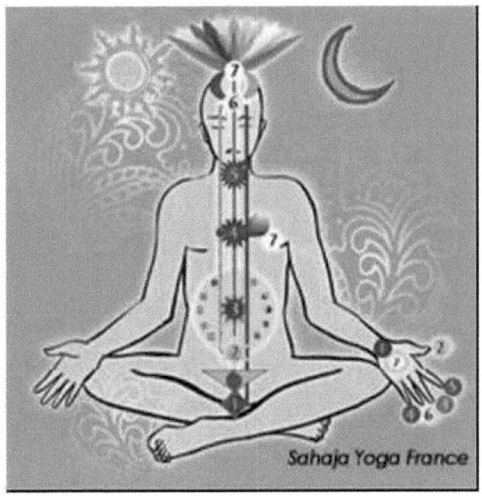

Ces centres d'énergie ou chakras correspondent à nos principaux plexus nerveux dans le corps.

Ces chakras possèdent certaines qualités (Voir tableau des chakras ci-dessous)
Que nous pouvons laisser à l'abandon ou que nous pouvons enrichir.

Vous apprenez à connaître vos chakras, à les respecter et à les améliorer.
De manière naturelle et spontanée, ils révèlent leurs qualités innées en nous.

5) Les qualités des 7 chakras

(Du haut en bas)

1. Chakra: 7(Coronal) conscience collective, harmonie, union au Soi

2. Chakra 6. (3eme œil)ajna conscience sans pensées, discernement, pardon, expérience du présent.

3. Chakra: 5 (gorge) communication, sens collectif, respect de soi et des autres, diplomatie et juste comportement.

4. Chakra: 4 (cœur)confiance en soi, amour, responsabilité.

5. Chakra: 3 (plexus solaire)satisfaction, paix intérieure, générosité, sens du respect et de la dignité de l'Esprit.

6. Chakra: 2 (plexus sacré)attention et connaissance pure, créativité.

7. Chakra: I (racine)innocence et pur désir, sagesse, joie intérieure.

Ici le 1er chakra et celui du bas du corps en remontant,

CHAKRAS	POSITION	ELEMENT	PIERRE PRECIEUSE	METAL	SENS	SYMBOLE
1er	Coccyx	Terre	Rubis	Fer	Survie	Racine
2ème	Tanden	Eau	Cornaline	Cuivre	Sensation	Centre
3ème	Haut de l'es-tomac	Feu	Saphir	Laiton	Force	Impression
4ème	Coeur	Air	Emeraude	Etain	L'Amour sans limite	L'amour
5ème	Gorge	Ether	Turquoise	Mercure	Communica-tion	Pureté
6ème	Entre les deux sourcils		Lapis-Lazuli	Argent	Vision	Sensation supérieure
7ème	Sommet du crâne		Quartz	Or	Esprit	Illumination

6) Harmoniser les chakras les uns avec les autres :

3 méthodes

Première méthode

I (racines) 7(Coronal) ;

2 (plexus sacré) 4 (cœur)

3 (plexus solaire) 5 (gorge)

Ou : deuxième méthode

Harmoniser par paires de chakras : de l'extérieur vers l'intérieur

I (racines) avec VII (Coronal)

II (plexus sacré) avec VI (front) 3eme œil

III (plexus solaire) avec V (gorge)

Les deux mains se retrouvent ensemble sur le IV (cœur) « chakra du Reiki »

Ou bien : troisième méthode:

Équilibre du sentiment et de la volonté :

* Les centres II-III-IV-V sur le devant du corps sont en rapport avec les sentiments
* Les centres II-III-IV-V au dos sont en rapport avec la volonté.
* Les Centres VI et VII sont en rapport avec le mental.

À hauteur de chacun des chakras, posez une main sur la partie avant du corps
et l'autre main sur la partie arrière pour équilibrer vos centres de la volonté et du sentiment.

Le traitement rapide correspond à cette troisième façon d'équilibrer les chakras.

7) Exercice d'ancrage

Taoïste Reiki Niveau I :

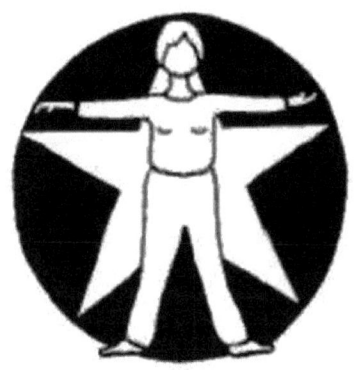

-2 Emme Exercice L'Étoile.

Mise en résonance du corps avec la force vitale du lieu où l'on vit.

Position :

Debout, relaxé, jambes séparées en ligne avec les épaules.

Durée : 2 à 5 minutes.

Maintenez les bras étendus de chaque côté du corps au niveau des épaules.

Paume de la main gauche tournée vers le ciel.

Paume de la main droite tournée vers la terre.

 Le courant magnétique de la main gauche passe vers le cœur, vers le plexus solaire en rechargeant le corps.

 Le surplus s'écoulant dans la main droite.

 Effets   : Matin = dynamisant.

 Soir = détente.............

Ce système de l'Inde est connu au Japon à travers le système bouddhiste, lequel s'appuie sur 5 centres subtils correspondant aux 5 éléments

1*Le Bois engendre le Feu,

2* le Feu qui engendre la Terre,

3* la Terre qui engendre le Métal,

4* le Métal qui engendre l'Eau,

5* l'Eau qui à son tour engendre le Bois 1*... et le Shinto / Taoïsme, comme l'acupuncture, sur le système de 3 centres subtils :

Nos trois canaux d'énergie régulent notre être

Qui s'organise autour de 3 canaux principaux.
Les canaux droit et gauche ont pour support biologique notre système nerveux sympathique.
 Ils sont sollicités de cette manière
:•1* Le canal droit est sollicité pour toute activité physique, créatrice ou mentale. C'est le canal de l'action.

• 2*Le canal gauche quant à lui, gère nos comportements émotifs, affectifs, et sensibles. C'est le canal des émotions.

•3* Le canal central C'est le canal de notre évolution spirituelle où circule notre énergie.

Le système de progression dans le reiki est visiblement très inspiré du shintoïsme japonais,dont il reprend en partie le système d'initiation lequel est dénommé « reikiki » ou « reiki-kanjō » dans le Shinto traditionnel.

Il se réfère aussi en partie au système bouddhiste, notamment à la psychologie bouddhique tantrique (vacuité de l'ego) : ainsi l'un des symboles reiki est la représentation picturale du mantra de la compassion, ("Om Mani Padme Hum",

8) le mantra de la grande compassion.

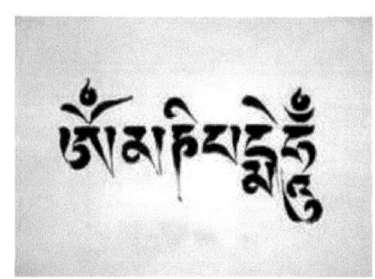

Syllabe (Bija)	Vertu (Pāramitā)	Sagesse (Jñāna)[10]	Distorsion type (Klesha)	Domaine samsarique	Couleur[11]
Om	Générosité (Dāna)	De l'Égalité	Orgueil	Dieux (Devas)	Blanc
Ma	Éthique (Shīla)	Tout-accomplissante	Envie	Titans (Asuras)	Vert
Ni	Tolérance (Kshānti)	--	Passion	Humains	Jaune
Pad	Persévérance (Vīrya)	Tout-embrassante	Torpeur	Animaux	Bleu ciel
Mé	Concentration (Dhyāna)	Discriminante	Avidité	Fantômes (Preta)	Rouge
Hum	Discernement (Prajñā)	Semblable-au-miroir	Haine	Enfers	Bleu nuit ou noir

Le symbole utilisé par le maître pour conférer

3 ème exercice

Les 5 piliers du Reiki

<u>1–</u> Juste pour aujourd'hui, je me libère de toute préoccupation

a)Une main sur le Chakra coronal, l'autre sur le Plexus Solaire

b) Une main sur le Plexus Solaire, l'autre sur le 2ème Chakra

c)Une main sur le Plexus Solaire, l'autre sur le Chakra laryngé

d)Une main sur le Plexus Solaire, l'autre sur le Chakra du cœur.

e)Les deux mains sur le Chakra du cœur.

<u>2-</u> Juste pour aujourd'hui, je me libère de toute colère

a) Une main sur le Chakra de base l'autre sur le Chakra du cœur

b) Une main sur le Chakra de base, l'autre sur le Chakra du 3ème œil.

c) Une main sur le Chakra de base, l'autre sur le Chakra laryngé

d) Une main sur le Chakra de base, l'autre sur le Plexus Solaire

e) Les deux mains sur le foie

3– Juste pour aujourd'hui, je rends grâce pour mes nombreuses bénédictions, j'honore mes parents, mes professeurs et mes aïeux

a)   Une main sur l'Alta Major, l'autre sur le Chakra du 3ème œil

b)   Une main sur le Chakra du cœur, l'autre sur le Chakra laryngé,

c)   Une main sur le Chakra laryngé, l'autre sur le Plexus Solaire

d)   Une main sur le Chakra laryngé, l'autre sur le Chakra coronal

e)   Une   main   sur   le   Chakra   laryngé,   l'autre   sur   le   nombril.

Si vous êtes initié, à partir du second degré, vous pouvez expérimenter avec les symboles CKR, HSZSN, CKR, SHK, HSZSN.

4–   Juste   pour   aujourd'hui,   je   vis   ma   vie   honnêtement

a)   Une main posée horizontalement sur les deux yeux, l'autre sur le Plexus Solaire

b)   Une main sur le Plexus Solaire, l'autre sur le Chakra du 3ème œil

c)   Une main sur le Plexus Solaire, l'autre sur le Chakra du cœur

d)   Une main sur le Chakra du cœur, l'autre sur le chakra du 3ème œil.

e)   Les deux mains sous les creux de chaque genou.

5– Juste pour aujourd'hui, je respecte la vie autour de moi sous toute forme

a) Une main sur l'Alta Major, l'autre sur le Chakra du 3ème œil

b) Une main sur le Chakra du 3ème œil, l'autre sur le Chakra du cœur .

c) Chaque main posée verticalement sur chaque oreille.

d) Une main sous chaque aisselle.

e) Une main sous chaque pied, au niveau de la voûte plantaire.

Pour finir chaque exercice, posez votre attention sur votre Centre du Cœur levez vos bras, paumes des mains tournées vers le haut,

Imaginez, visualisez ou ressentez un grand rayon de soleil y diffuser une douce chaleur et une lumière d'un blanc nacré et scintillant d'or,
Qui remonte jusque dans vos bras, votre cœur, pour rayonner tendresse et Amour dans tout votre organisme.
 Entourez-vous de vos deux bras aimants, et laissez-vous bercer par la douceur de cette énergie universelle de vie.

Offrez-vous un instant d'Amour Inconditionnel, juste pour aujourd'hui, ici et maintenant, et, acceptez ce présent…...............................

L'initiation (dai-komyo)

Renvoie au mantra shingon Komyo (lumière brillante) en relation avec la doctrine bouddhique de la claire lumière fondamentale :

Lequel est représenté dans cette tradition par un mandala dans lequel le bouddha Vairocana est entouré des couleurs de l'arc-en-ciel avec en périphérie 23 lunes blanches comprenant des lettres sanscrites

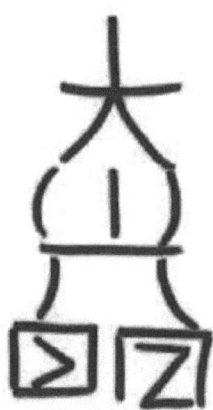

Ces pratiques complémentaires constituent un moyen efficace de maintenir une bonne santé et redonnent le goût et le plaisir d'être dans son corps comme émetteur récepteur énergétique en accord avec soi, les autres et l'univers.

La rencontre avec son corps apaise le mental et rend possible l'expérience naturelle du lâcher prise.

Le corps reflète notre expérience de vie et nos attitudes mentales.

S'écouter, se comprendre, s'observer et s'accepter avec tendresse nous conduit sur le chemin de la paix.

Il n'y a pas de "bon" ou "mauvais"

Passeur d'énergie, chacun est unique

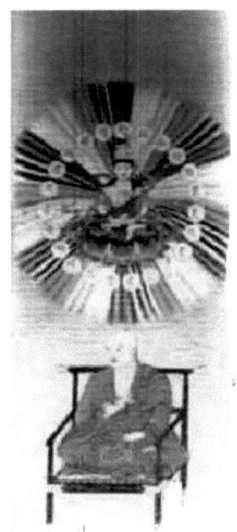

4 Emme Excellent Exercice :

9) La Douche énergétique
Tenez-vous debout ou assoyez-vous.
Mettez-vous confortable.
Fermez vos yeux ou laissez-les ouverts à moitié.
Respirez lentement mais naturellement.

1) Gassho: mains ensemble, en position de prière au niveau de la poitrine.

2) Kou (une position d'appel)
Levez les mains le plus haut possible, les mains séparées.
Imaginez que vous recevez une douche de vibrations ou de lumière, de la source de l'univers, et sentez-le.
En même temps dites fortement dans votre esprit :
CKR pour Niveau Okuden (II)
DKM pour Niveau Shinpiden (III)

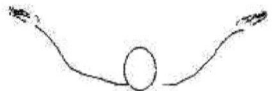

3) Sentez les vibrations de l'énergie du Reiki.
Baissez les mains devant le corps, les paumes faisant face au corps.
Le Reiki émane des mains, ainsi que la Douche de Reiki.
De cette façon, l'énergie inutile est nettoyée vers le bas, à la terre.
Refaites cette pratique plusieurs fois.

4) Gassho encore pour terminer.

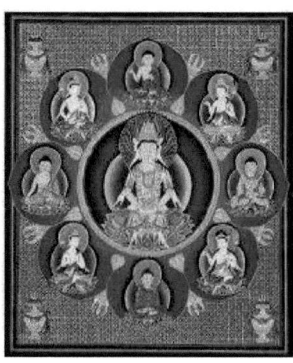

Et comme promis voici enfin,

10) L'Initiation gratuite*

(= mais oui certes il faut acheter le livre, mais à l'intérieur j'y ai bien mis la leçon gratuite d'initiation eu reiki 1, qui a une valeur entre 50€ et 300€)« « Reiki traditionnel (usui shiki ryoho)*

Niveau 1 (shoden)   Enseigne l'auto traitement et comment pratiquer les soins sur d'autres personnes

COURS NIVEAU 1

Qu'est-ce que le Reiki ?

Nous vivons une révolution dans le domaine de la santé ; .les gens se sentent responsables de leur santé et beaucoup se tournent vers les méthodes de soins alternatives.

Le Reiki est une des méthodes alternative les plus populaires.

Des médecins, des infirmières, des chercheurs et des étudiants diplômés ont donné des témoignages sur l'efficacité du Reiki dans le traitement de beaucoup de troubles.

Vous pouvez les voir sur : Reiki News Research sur la page Reiki.org.

Des études cliniques sur l'efficacité du Reiki dans le traitement de diverses troubles sont aussi en cours à The National Institute of Health (l'Institut National de la Santé).

Le Reiki est une méthode de guérison énergétique naturelle par les mains qui peut être utilisée pour soigner le physique, le mental et le spirituel.

Le Reiki est très puissant et peut être utilisé dans plusieurs cas. On peut l'utiliser pour se guérir soi-même, pour les autres, pour les animaux, les plantes, les situations.

Le Reiki peut aider.

Bien que l'énergie Reiki soit généralement transmise par imposition des mains, ce n'est pas une obligation.

Elle est toujours transmise par votre intention de la transmettre.

Le mot Reiki est un mot japonais composé de deux mots,

REI et KI que vous pouvez voir ci-dessus. REI veut dire universel et KI énergie de force de vie(énergie vitale, énergie de vie).

Donc Reiki veut dire énergie énergie universelle de vie (énergie universelle de force de vie, mot à mot) .Sans cette énergie de force de vie nous ne pourrions vivre.

Plus nous en avons plus nous sommes en bonne santé, à la fois physiquement, mentalement et spirituellement.

Cette énergie est aussi appelée CHI en chinois, PRANA en Hindi, MANA en hawaïen, ORENDA en amérindien.

Elle porte beaucoup de noms différents selon les cultures.

Reiki est une façon de rétablir (redonner, restaurer) cette énergie de vie.

Un Maître pratiquant de Reiki va poser légèrement ses mains. Environ 5 minutes, sur différents endroits de votre corps ou à quelques centimètres de votre corps.

Voir la leçon 5 sur les positions de mains.

Beaucoup de personnes traitées avec le Reiki notent une sensation de chaleur venant des mains du Maître pratiquant, certains sentent des picotements, et certains ne sentent rien du tout.

Chacun par contre se sent très relaxé.

Des personnes disent faire l'expérience (éprouver, ressentir) d'une plus grande conscience spirituelle.

Bien que Reiki ne soit pas une religion, il peut être utilisé par des Maîtres pratiquant de toutes confessions.

Les Maître pratiquant le Reiki pratiquent l'auto traitement tous les jours de façon à ce que l'énergie Reiki reste très forte.

Ils pratiquent aussi souvent sur d'autres maîtres ou élèves, ou au sein d'un groupe entier.

Ces groupes s'appellent des Reiki Share (partage de Reiki).

Origine du Reiki

Il y a l'histoire populaire (en vogue, connue) et il y a la vraie histoire.

A la fin de la seconde guerre mondiale, les philosophies japonaises étaient suspectes donc la vraie histoire a été occidentalisée comme suit :

Avant le début du 20ième siècle , un des étudiants de Mikao Usui , principal d'une école chrétienne au Japon lui a demandé de montrer comment on guérissait comme Jésus l'avait fait dans la bible.

Dr Usui ne put le faire et ne sut pas expliquer comment la guérison avait pu être.

Mikao Usui a immédiatement démissionné de sa fonction et a commencé sa quête afin de trouver la réponse à la question de son étudiant.

Il fit des recherches dans une école de théologie aux États Unis, dans des temples bouddhistes en Chine, au Tibet et au Japon.

Dans un monastère au Japon, il trouva d'anciens manuscrits bouddhistes écrits en sanskrit.

Il était convaincu que les manuscrits détenaient la réponse à sa question mais il ne savait pas les traduire.

L'abbé du monastère le convainquit d'aller faire un pèlerinage au Mont Kuryama près de Kyoto.

Là Mikao Usui jeûna et médita pendant 21 jours mais il ne se passa rien ; Le 21ième jour il pria pour avoir la réponse à sa question et soudain elle arriva.

Il prit conscience d'une lumière vive venant rapidement vers lui jusqu'à le frapper entre les yeux.

La lumière se transforma alors en symboles, ceux qu'il avait vu dans le manuscrit, puis expliqua comment les utiliser pour pratiquer des guérison..

Descendu de la montagne Mikao Usui guérit plusieurs personnes en posant ses mains sur eux (en leur imposant les mains).

Après cela DR Usui passa quelques années à guérir les malades dans les quartiers pauvres de Kyoto.

Dr. Usui passa ensuite sa connaissance Reiki à beaucoup de gens, l'un d'entre eux étant Chujiro Hayashi,

un officier à la retraite, qui développa les positions de mains et le processus d'initiation qui est encore utilisé de nos jours.

Mr Hayashi ouvrit une clinique et transmit son savoir à Hawayo Takata,

une japonaise vivant à Hawaï qui créa des cliniques et transmit ce savoir à beaucoup de personnes aux États Unis.

Aujourd'hui des milliers de personnes sont initiées au Reiki et leur nombre grandit rapidement grâce aux médias.

Comme les symboles du Reiki étaient, à l'origine secrets, il en existe différentes variantes, il y a aussi différentes formes de Reiki.

La plupart des Maîtres praticiens Reiki pensent que s'il n'y a pas de concurrence entre les différentes écoles et si chaque école garde une attitude d'amour inconditionnel alors l'énergie Reiki continuera à couler.

La vraie histoire : Usui était bouddhiste et il cherchait, dans des textes bouddhistes, à savoir comment la guérison pouvait être obtenue.

Nous ne savons pas ce qui lui est arrivé sur le mont Kurayama mais quoiqu'il se soit passé nous savons qu'il avait le pouvoir de guérir par le toucher après cette expérience.

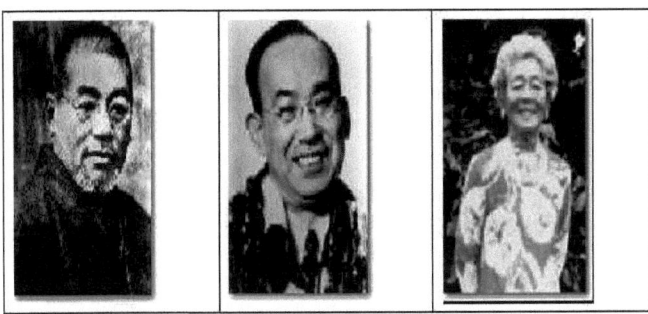

(3 Photos) Le Fondateur Usui, Hayashi, Takata.

Avertissements :

Si vous avez déjà des activités en relation avec l'énergie ou le spiritisme vous pouvez avoir des moments difficiles après les initiations pour maîtriser cet apport supplémentaire d'énergie.

Ne pas oublier de m'en parler lors de l'inscription

Quels sont les principes du Reiki. ?

Les 5 Phrases qui seront votre ligne de conduite

Seulement pour aujourd'hui : je ne serai pas en colère

Seulement pour aujourd'hui :je ne me ferai pas de soucis

Seulement pour aujourd'hui :je remercierai pour tous ces bienfaits (bénédictions)

Seulement pour aujourd'hui :je gagnerai ma vie honnêtement

Seulement pour aujourd'hui :je serai bon envers tous les êtres vivants

Phrases a se répéter chaque matin et aussi souvent que nécessaire.

Astuce :

Utiliser ces phrases comme signal déclenchant l'arrivée de l'énergie.

Un symbole étudié au 2 Emme niveau remplacera ce signal.

Quelles sont les positions de mains ?

Ce sont (séance d'une ½ heure, le patient sur le dos, vous face à lui)

Visage

Côtés de la tête

Dessus de la tête

Arrière de la tête (nuque)

Menton

Cœur, quelques centimètres au-dessus du cœur, ou près du cœur

Plexus solaire

Abdomen

Hanches ou quelques centimètres au-dessus de l'aine

Genoux

Chevilles

Plante des pieds

Traitement de base

Notez que les positions de mains varient légèrement selon les différentes écoles.

Veuillez noter que le praticien doit avoir les doigts serrés, en forme de coupe.

 Ses mains ne doivent pas exercer une pression sur les personnes.

 Elles doivent être légères.

Ensuite, si la personne demande une séance d'1 heure, il se retournera et on pratiquera des variantes de ces positions sur son dos.

 Les praticiens Reiki pratiquent sur eux régulièrement.

Les positions de mains sont essentiellement les mêmes en auto traitement ou sur les autres.

Notez bien que les personnes restent entièrement habillés et que le praticien doit toujours respecter des limites quand il pose les mains près des parties plus intimes des gens.

Où puis-je trouver un Maître praticien de Reiki ?

Pour la France voir la liste en annexe.

Jusqu'à présent il n'y a pas de base de données complète sur le web, bien que des bases de données incomplètes existent.

Vous pouvez essayer Les sites d'annuaires spécialisés

Beaucoup de Maître praticien en Reiki sont aussi masseurs diplômés (pratiquent la thérapie par le massage) donc on peut facilement les trouver dans l'annuaire à la page « massages ».

Beaucoup peuvent être trouvés à la rubrique « médecine holistique ».

Souvent des centres médicaux, certaines églises ou des librairies ésotériques animent (parrainent, sponsorisent) des foires aux livres concernant la médecine holistique qui inclut le traitement par le Reiki.

Nous vous encourageons à vous faire faire des séances par un professionnel parce qu'ainsi vous apprendrez beaucoup Un soin Reiki complet (face et dos)

vous coûtera environ soin d'1/4 heure vous coûtera environ € 20.

Qu'est-ce qu'une initiation ?

L'initiation est une cérémonie pendant laquelle le Maître praticien canalise l'énergie Reiki vers l'élève et initie ou harmonise la propre énergie de l'élève avec cette énergie vibratoire plus élevée.

Après l'initiation, vous serez capable de canaliser l'énergie Reiki à travers votre chakra couronne, votre chakra du cœur, puis votre chakra des mains pour vous ou pour votre élève.

La plupart des gens ont une sensation de grande détente pendant une initiation.

Quelques personnes font l'expérience d'une « illumination » (éclaircissement spirituel) à un degré ou un autre.

Que vous ressentiez quelque chose ou pas, l'initiation vous ouvrira en tant que canal pour l'énergie de guérison.

Une fois que vous aurez été initiés avec succès vous le serez à jamais.

Avant l'initiation assurez vous que vous ne serez pas interrompu, que vous pourrez rester calme et relaxé avec un esprit ouvert et réceptif.

Si possible, mangez un léger repas de préférence végétarien avant l'initiation.

Ne buvez pas d'alcool ou de café ou de médicaments qui empêchent de se relaxer.

Ne soyez jamais sous l'emprise d'alcool ou de drogues, ou bien l'initiation échouera certainement.

Si vous avez des bougies, de l'encens, ou des musiques pour la méditation, cela vous aidera.

Vous pourrez aussi enlever votre montre car l'énergie de l'initiation pourrait l'endommager.

Il y a une initiation pour chaque niveau jusqu'à la maîtrise et aussi pour les autres formes de Reiki.

Les initiations sont les mêmes pour tous mais différentes selon les niveaux (1, 2, et la maîtrise 3) et aussi pour les autres formes de Reiki.

Peut-être un jour vous demandera-t-on votre lignée.

C'est simplement une liste de maîtres qui ont initié et enseigné à plusieurs élèves.

Les lignées remontent généralement toutes à Usui.

Lorsque vous aurez fini ce cours avec succès je vous enverrez votre propre lignée.

Nous devrons définir une plage horaire d'au moins 20 minutes (voir la fiche ci-dessous) pendant laquelle vous ne serez pas interrompu et pendant laquelle vous pourrez être tranquille pour l'initiation.

Vous devez aussi me dire ce qui vous motive à apprendre le Reiki.

Comment devenir praticien Reiki ?

En tout premier lieu il vous faut savoir que le Reiki est une pratique spirituelle.

Il faut donc vouloir faire une démarche spirituelle, servir les gens et être un canal pour l'énergie de guérison.

Vous ne devez pas entreprendre cette démarche dans le but de gagner de l'argent facile ou bien vous échouerez.

Aux USA beaucoup de cliniques qui proposent des soins en Reiki, offrent la possibilité de suivre des cours.

De nombreux Maîtres praticiens proposent aussi des cours sur le web à un prix beaucoup plus bas que dans les cliniques.

Vous devez être initié et deux cours au moins seront nécessaires.

Le cours de 1er degré vous permettra de pratiquer le Reiki pour vous-même et pour d'autres personnes.

Le 2ième degré accroîtra votre énergie et vous permettra de faire des soins à distance.

Il y a aussi un 3ième degré, la maîtrise qui vous donnera la possibilité d'initier d'autres personnes et d'enseigner le Reiki.

Il est conseillé d'avoir des connaissances sur l'aura et les chakras, ainsi que d'avoir beaucoup pratiqué sur vous –même et sur d'autres.

Reiki niveau 1 Enseigne l'auto traitement et comment pratiquer les soins sur d'autres personnes

Reiki niveau 2 Enseigne les symboles du Reiki et comment soigner à distance

Niveau maîtrise Reiki niveau 3 Enseigne   Comment initier et comment enseigner le Reiki

Formes alternatives de Reiki :

Elles sont nombreuses :

Karuna, Tera Mei, Lightarian, Tibétain et bien d'autres.

La plupart ajoute de nouveaux symboles aux symboles traditionnels

.

Plus il y a de personnes initiées au Reiki plus l'énergie devient forte.

Plus l'énergie Reiki devient forte, plus grand est le nombre de personnes qui veulent être initiées.

Attention aux problèmes légaux et fiscaux si vous pratiquer contre rémunération

Comment faire un traitement ?

Pour une séance Reiki il faut être dans un environnement calme et relaxant.

De la musique relaxante, des bougies, de l'encens ou un pot pourri vous aideront à créer cet environnement.

Vous devrez ensuite expliquer a l'élève ce qu'est le Reiki.

Assurez-vous que la personne a bien compris qu'elle doit rester entièrement vêtue ; seules les chaussures doivent être ôtées.

Expliquez-lui que vous aller placer vos mains légèrement sur différentes parties de son corps ou légèrement au-dessus de son corps,

et que vous allez maintenir chaque position environ 4 minutes.

Faites s'allonger et se détendre la personne pendant que vous méditez et placez vos mains croisées au niveau de votre cœur.

Puis, très légèrement placez vos mains sur le visage de la personne et laissez les là pendant environ 4 minutes.

Vous sentirez peut-être de la chaleur dans les mains et la personne,

lui ou elle aussi sentira, peut-être de la chaleur Déplacez vos mains comme vous le verrez ci-dessous.Pour voir la représentation des positions de mains pour l'auto traitement.

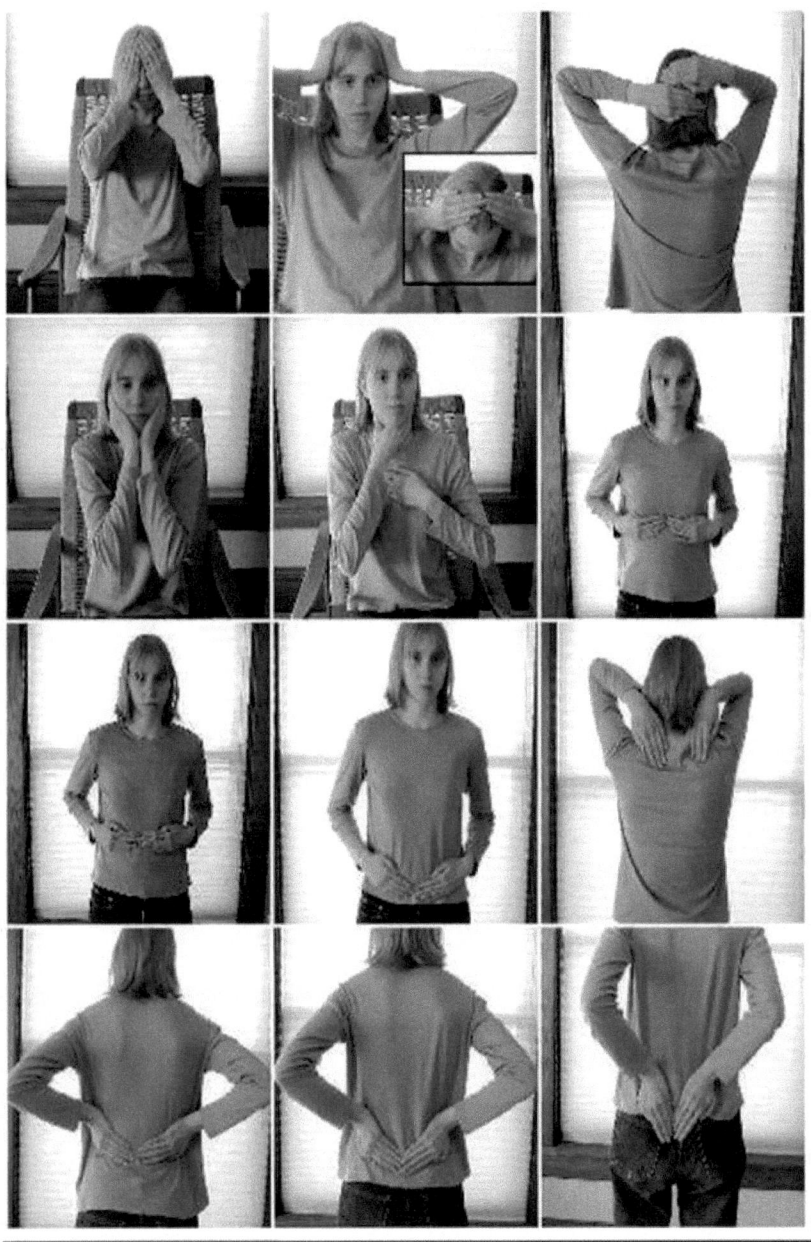

Pratiquez un balayage de l'aura du patient à la fin de la séance.(appris au Reiki level2)

Si la séance dure 1 heure, faites se retourner la personne.

Souvenez-vous de respecter ceci :

ne poser jamais les mains sur les parties intimes de la personne

mais placez vos mains à quelques centimètres au-dessus de ces zones.

Quand vous avez terminé, remerciez la personne, laissez le temps de se reposer un peu et donnez lui un verre d'eau car le Reiki peut déloger des toxines.

Voici les positions de mains :

Visage

Côtés de la tête

Dessus de la tête

Arrière de la tête (nuque)

Menton Cœur, quelques centimètres au-dessus du cœur, ou près du cœur

Plexus solaire

Abdomen

Hanches ou quelques centimètres au-dessus de l'aine

Genoux

Chevilles

Plante des pieds

Ensuite, si la personne demande une séance d'1 heure,

 il se retournera et on pratiquera des variantes de ces positions sur son dos.

 Les praticiens Reiki pratiquent sur eux régulièrement.

Les positions de mains sont essentiellement les mêmes en auto traitement ou sur les autres.

Notez bien que les personnes restent entièrement habillés et que le Maître praticien doit toujours respecter des limites quand il pose les mains près des parties plus intimes des gens.

Que sont les chakras ?

Pendant le Reiki, il est très intéressant de comprendre ce que sont les chakras et comment ils correspondent aux positions de mains.

Chakra est un mot sanskrit qui signifie « roue de lumière ».
 Les chakras sont des vortex d'énergie pour l'aura humaine, ou champs d'énergie de vie. Ils sont un canal par où passe l'énergie pour aller dans l'aura.
Si l'un des chakras reste fermé où ne fonctionne pas correctement, c'est la maladie.
Le Reiki aide à ouvrir les chakras.

Description des chakras ci-dessous.

Vous pouvez aussi utiliser le lien ci-dessous pour avoir une image interactive des chakras. Remarquez que les chakras correspondent aux positions de mains en Reiki.

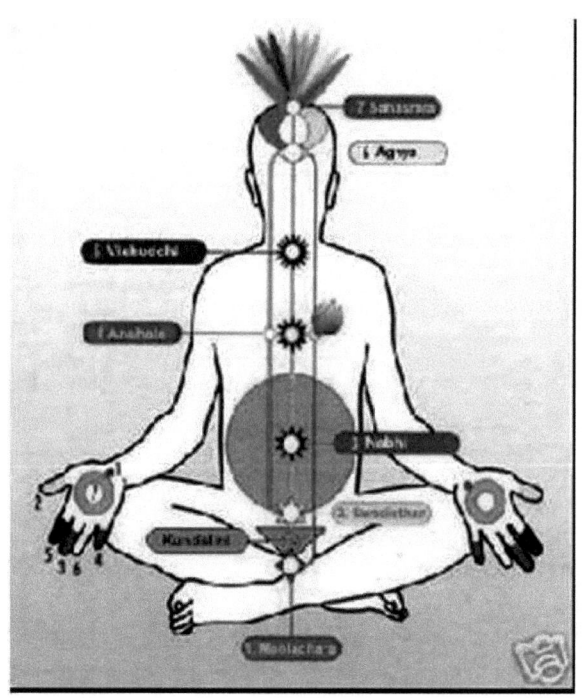

Le chakra couronne (coronal)

est situé en haut de la tête.

Il est associé à la glande pituitaire.

 Quand il fonctionne normalement il est blanc ou violet.

Il éclaircit la pensée, accroît l'intuition et ainsi une « illumination » (éclaircissement) spirituelle s'ensuivra.

Le chakra du 3ième œil (frontal) est situé sur la front.

Il est associé à la glande pinéale ;

Quand il fonctionne correctement il est indigo

et une pensée claire s'ensuit.

Le chakra de la gorge (laryngé) est situé à la gorge et est associé à la glande thyroïde.

Il est bleu quand il fonctionne correctement.

Il accroît les capacités de communication, d'expression de soi et la créativité.

Le chakra du cœur (cardiaque) est situé sur le cœur et est associé au thymus.

Il est lié à la couleur verte.

Son bon fonctionnement accroît l'amour de soi et l'amour inconditionnel envers autrui.

Le chakra du plexus solaire (solaire) est situé juste sous le cœur et est associé au pancréas.

Il est de couleur jaune quand il fonctionne correctement et accroît l'estime de soi.

Le chakra ombilical est situé un peu au-dessous du nombril et est associé aux gonades

Quand il fonctionne correctement il est orange.

C'est le chakra de l'énergie physique et sexuelle.

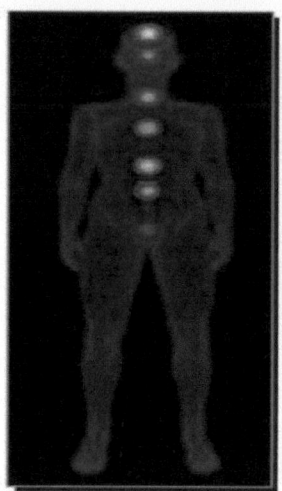

Le chakra racine est situé près des organes génitaux et est associé aux glandes surrénales.

Il est rouge lorsqu'il fonctionne correctement et est lié à la survie, à la conscience physique.

Qu'est ce l'aura ?

L'énergie Reiki va là où elle est nécessaire donc il n'est pas essentiel de voir les auras ou les chakras pour pratiquer le Reiki, cependant cela peut être utile.

Bien que l'aura soit très subtil et difficile à voir on peut le faire avec de l'entraînement.

Plutôt que de voir l'aura de nombreux Maîtres praticiens en Reiki sont capables de sentir l'aura et ses troubles.

Le concept d'aura est Indien bien qu'il soit similaire au concept des méridiens sur lequel se base le Reiki.

Il est intéressant de noter que l'acupuncture et l'acupressure sont toutes deux basées sur le concept de méridiens.

L'aura ou champs d'énergie est faite de 7 couches qui correspondent aux 7 chakras.

Alors que la plupart des gens ne peuvent pas voir les auras, certaines personnes intuitives le peuvent.

On ne parle jamais d'aura qui s'entremêle, mais nous vivons ce phénomène tous les jours.

Une aura normale a une projection de 15 centimètres environ. Quand on est proche d'une personne nous pouvons en ressentir un bien-être ou bien un mal-être.

Il est fréquent également que nous soyons momentanément imprégnés par des particules de l'aura de quelqu'un d'autre, cela peut être extrêmement gênant si se sont des particules négatives mais cela ne dure pas longtemps.

L'aura peut aussi être prise en photo avec un appareil spécial.

Les couleurs et les tons de couleur sont très importants quand on veut déterminer l'état de santé de l'aura.

On aime voir des couleurs lumineuses et non des couleurs sombres ou ternes. Les couleurs de l'aura sont les suivantes :

Rouge : indique la colère

Orange : la créativité et l'estime de soi. Orange

Foncé : sexualité débordante

Jaune : Couleur de l'intellect. Jaune foncé : mauvaises intentions

Vert : couleur de guérison. Vert foncé : dépression ou jalousie

Bleu : spiritualité ou esprit subjectif. C'est presque toujours une couleur positive.

Indigo : indique l'altruisme. Couleur toujours positive

Violet : l'individu est déjà bien en route sur son chemin spirituel.

Blanc : rarement vu car c'est la couleur des maîtres tels que Jésus ou Bouddha.

Noir et Marron indiquent des blocages qui inhibent la personne et sa croissance spirituelle

De nouveaux appareils photographient l'Aura c'est la photographie Kirlian qui est le résultat d'un cliché pris par exposition à un champ de haute fréquence.

Sur une plaque conductrice, qui fait électrode, on pose l'émulsion photographique, gélatine au-dessus, puis l'objet, relié à un fil électrique (masse).

On met le contact, selon un temps qui varie en fonction de la sensibilité de l'émulsion photographique et on développe.

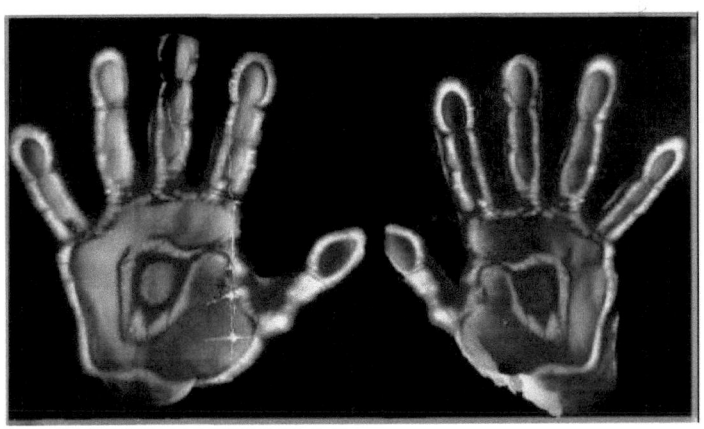

L'aura change de couleur en fonction de nos émotions et nos humeurs, nous sommes humains et nous ne pouvons pas tout contrôler.

Il faut laisser sortir les émotions, il faut les exprimer car elles sont sources aux maux dues à une intériorisation qui favorise la somatisation (c'est généralement vu comme la traduction physique d'un conflit psychique.).

Les douleurs corporelles expriment bien souvent des douleurs morales non dites (mal au dos = plein le dos).

Exprimez vous le plus souvent possible, osez dire non, faites vous plaisir sans culpabiliser, osez le bonheur personnel et cultivez la pensée positive.

Lorsque votre être sera en harmonie avec lui-même,

votre aura rayonnera et ses vibrations seront très bénéfiques pour votre entourage.

Tâche n°1   Pratiquer l'auto traitement

Une fois initié avec succès vous devez pratiquer sur vous pendant au moins 30 minutes.

Choisissez un endroit calme où vous ne serez pas dérangé et où vous pourrez méditer.

Des bougies et de la musique douce sont toujours utiles.

Étudiez le tableau de position de mains de la leçon 5 si vous en avez besoin.

Remplissez la fiche ci-dessous, utilisez vos propres mots.

Vous devez répondre à toutes les questions.

Soyez honnête, si rien ne s'est passé alors dites –le.

Chacun ressent le Reiki de façon différente,

 il n'y a pas de réponses justes ou de réponses fausses.

Votre capacité à canaliser le Reiki augmentera à mesure que vous continuerez à pratiquer.

Avant de commencer ce cours, finissez le cours 7, initiation, si vous n'avez pas déjà été initié.

Notez que les Maîtres praticiens Reiki, en général, pratiquent l'auto traitement tous les jours car l'énergie augmente.

11) fin du premier degré

Si vous avez des questions ou des commentaires, envoyez moi un émail

Nom :……………………………………………..

Adresse émail :…………………………………………………………..

Qu'avez-vous ressenti pendant la séance de Reiki ?

Rien

Détendu

Ressenti spirituel

Autres,   précisez :…………………………………………………………..
………………………………………………………………

Si vous avez des commentaires, notez les ci-dessous :
……………………………………………………………………………
……………………………………………………………………………

Tâche n°2   Pratiquer le Reiki sur des personnes

Choisissez au moins 2 personnes pour ce faire.

Vous pouvez choisir des membres de votre famille, des amis, des collègues de travail, d'autres Maîtres praticiens Reiki….

Trouvez un endroit calme où vous ne serez pas dérangés.

 Lavez-vous les mains.

 Il peut être utile de nettoyer les énergies négatives de la pièce (l'encens à la sauge est conseillé,

mais en fait une attitude mentale positive est certainement mieux).

Les bougies, les pots pourris, l'encens et la musique méditative sont aussi utiles.

Essayez de « balayer » l'aura de votre patient avant le Reiki afin de voir si vous pouvez sentir des troubles dans l'aura ou les chakras.

Remplissez la fiche ci-dessous et envoyez la moi après avoir terminé ces 2 séances de Reiki .

Soyez honnête. Si la séance ne s'est pas bien passé, continuez à pratiquer le Reiki car plus vous essaierez plus l'énergie Reiki deviendra forte.

Si vous avez la moindre question.

Nom :………………………………………..

Adresse émail :…………………………………………………………………..

Nom de la première personne sur laquelle vous avez pratiqué le Reiki :
………………………………………………………………………………………

Qu'avez-vous ressenti pendant la séance de Reiki ?

Rien

Détendu

Ressenti spirituel

Autres, précisez :…………………………………………………………………………………………..

…………………………………………………………………………………………

Qu'a-t-elle ressenti pendant la séance de Reiki ?

Rien

Détendu

Ressenti spirituel

Autres, précisez :…………………………………………………………………………………………..

Nom de la seconde personne sur laquelle vous avez pratiqué le Reiki :

…………………………………………………………………………………………………

Qu'avez-vous ressenti pendant la séance de Reiki ?

Rien

Détendu

Ressenti spirituel

Autres, précisez :…………………………………………………………………………………………..

…………………………………………………………………………………………

Qu'a-t-elle ressenti pendant la séance de Reiki ?

Rien

Détendu

Ressenti spirituel

Autres, précisez :…………………………………………………………………………………………..

vous avez des commentaires, notez les ci-dessous :

....

....

Test

Utilisez la fiche ci-dessous pour répondre aux questions dans vos propres mots.

Vous pouvez aussi m'envoyer votre réponse par émail si vous le désirez.

Qu'est le Reiki ?

Voulez-vous continuer à étudier et à pratiquer le Reiki ?

Pourquoi ?

Quels sont les préceptes du Reiki ?

Comment pouvez-vous les appliquer dans votre vie ?

Quelles sont les positions de mains ?

Comment sont-elles liées aux chakras ?

Que ressentez-vous quand vous pratiquez le Reiki chaque jour sur vous ou sur les autres?

En quoi le Reiki a-t-il amélioré votre vie ? Si réponse négative, veuillez expliquer pourquoi.

Que veut dire cette phrase de Teilhard de Chardin « Nous sommes seulement des êtres spirituels qui ont une expérience humaine ».

Ça y est ! Quand j'aurai reçu les réponses je vous enverrai votre diplôme (brevet) et votre lignée.

Continuez à pratiquer le Reiki sur vous-même au moins une semaine avant d'essayer le cours de niveau 2.

Contactez-moi si vous avez des questions.

12) remerciements

Des remerciements spéciaux aux visiteurs externes, ainsi qu'à ceux qui ont fournis l'information additionnelle nécessaire.

Remerciements aux nombreuses personnes qui on contribué temps et conseils pour mener à bien ce travail.

13) bibliographie

- *Reiki Japonais (ce livre-ci)*

- *Guérison selon Saint Germain et Prières (Français/Anglais)*

- *INITIATION GRATUITE AU REIKI NIVEAU 1*

- *I NITIATION REIKI NIVEAU 2*

- *INITIATION AU REIKI NIVEAU 3*

- *I Comment créer votre boule d'énergie, II les Psy ball*

- Comment tirer les Tarots 1): Avec les 22 lames des arcanes majeurs

- Comment tirer les Tarots 2)

- Les 24 Runes du Futhark Celtique: Tirer / Fabriquer des Runes

- Les Pierres

Du même auteur *Contes pour enfants*

- Contes d'ailleurs : de Madagascar

- Contes d'ailleurs: du Vietnam

- Conte d'ailleurs: d'Arabie

- Contes d'ailleurs : d'Allemagne

- Contes d'ailleurs : d'Afrique

- Contes d'ailleurs: d'Indiens d'Amérique: Amérindiens

- Contes d'ailleurs: de Russie

- Contes d'ailleurs: D'Écosse

- Contes d'ailleurs: du Vietnam

- Contes d'ailleurs ; d'Arabie

- Contes d'ailleurs: d'Angleterre

- Contes d'ailleurs de Chine

- Contes d'ailleurs : d'Inde

Pas encore parus, en cours ;

- Contes d'ailleurs : de France

- Contes d'ailleurs : d'Espagne

- Contes d'ailleurs : d'Australie

Table des Matières

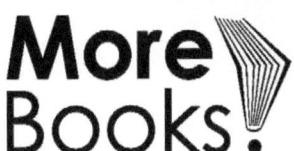
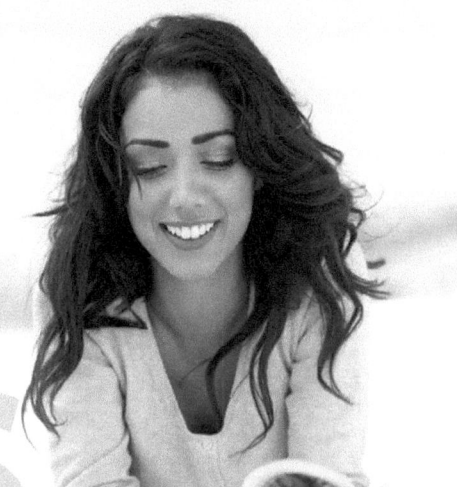
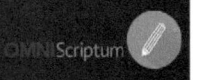

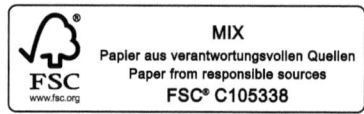